LE
PÈLERINAGE

DE LA MECQUE

Infidèles qui ont visité la Mecque.
Djedda. — Le tombeau d'Ève. — La Mecque.
La Kaaba.
La vallée de Menna. — Le mont Arafa. — Sacrifices
Dispersion des pèlerins.
Conséquences pour la santé publique.

PAR

M. LE Dr B. SCHNEPP

EX-MÉDECIN SANITAIRE FRANÇAIS EN ÉGYPTE, ETC

PARIS
L. LECLERC, ÉDITEUR
14, rue de l'École de Médecine

—

1865

LE

PÉLERINAGE DE LA MECQUE

PUBLICATIONS DE L'AUTEUR.

1° TRADUCTIONS.

Wolf le braconnier, de Schiller, 1846.

Discours sur l'histoire universelle, de Schiller, 1846.

Recherches sur quelques-unes des causes du mouvement des liquides dans l'organisme animal, de Justus Liebig. *Annales de chimie et de physique*, 3ᵉ série, t. XXV, 1849.

Résultat des opérations obstétricales pratiquées dans le duché de Nassau, depuis 1831 jusqu'à la fin de l'année 1842 (*Medic. jahrb...*), 1853.

2° TRAVAUX ORIGINAUX.

De l'utilité des préparations mercurielles dans le traitement des maladies autres que la syphilis, Mémoire couronné (médaille d'or) par la Faculté de médecine de Paris, 1850.

De la contagion, par voie d'inoculation artificielle, des accidents consécutifs de la syphilis, 1851.

De l'utilité de la thoracentèse, 1850.

Contagion de la syphilis constitutionnelle, 1853.

De l'idiotie, 1853.

Considérations sur les cavités de l'utérus dans le diagnostic de certaines maladies de cet organe, 1854.

De la présence du sucre dans l'économie animale, 1854.

Sclérose, ou endurcissement calleux du cerveau. — Bulletin de l'Académie impériale de médecine, 1851.

De la mélancolie, Mémoire couronné par l'Académie impériale de médecine, 1854.

De l'ozone, 1853.

Études psycho-physiques sur le crétinisme, 1855.

Recherches historiques sur l'hæmophilie, 1855.

De l'utilité des préparations mercurielles dans le traitement de la myosite et des inflammations du tissu cellulaire, 1856.

Des globules incolores du sang, de leur valeur physiologique et pathologique (leucocythæmie) du sang blanc (leukhæmie), 1856.

Délimitation des viscères thoraciques et abdominaux, à l'état physiologique, 1857.

Des aberrations du sentiment, 1857.

Capacité vitale du poumon, ses rapports avec les maladies de la poitrine, 1858.

Du typhus et des fièvres typhiques en Égypte, 1860.

Du climat de l'Égypte, 1862.

Mémoires originaux, présentés et lus à l'Institut égyptien, publiés sous la direction du docteur B. Schnepp, secrétaire, 1863.

Bulletins de l'Institut égyptien, publiés par le docteur B. Schnepp, secrétaire, pendant les années 1859, 1860, 1861 et 1863.

Traitement efficace, par le galazyme, des affections catarrhales, de la phthisie et des consomptions en général, 1865.

La phthisie est une maladie ubiquitaire, mais elle devient rare à certaines altitudes, comme aux Eaux-Bonnes, Archives générales de médecine, 1865.

Climats de l'Afrique septentrionale, de l'Italie et du midi de la France, 1865.

De l'action électrique et eaux minérales sulfureuses de Bonnes et d'Eaux-Chaudes, etc., 1865.

LE

PÈLERINAGE

DE LA MECQUE

—

Infidèles qui ont visité la Mecque.
Djedda. — Le tombeau d'Ève. — La Mecque.
La Kaaba.
La vallée de Menaa. — Le mont Arafa. — Sacrifices.
Dispersion des pèlerins.
Conséquences pour la santé publique.

PAR

M. LE Dr B. SCHNEPP

EX-MÉDECIN SANITAIRE FRANÇAIS EN ÉGYPTE, ETC.

—

PARIS

L. LECLERC, ÉDITEUR

15, rue de l'École de Médecine

—

1865

LE
PÈLERINAGE DE LA MECQUE

I.

Par suite des faciles et promptes relations qui, grâce à la locomotion par
vapeur, unissent aujourd'hui les peuples
se connaissant à peine de nom il y a encore peu d'années, la dispersion des grandes masses, comme celle des pèlerins musulmans, qui, de l'Asie, de l'Afrique, de
l'Europe méridionale et de l'extrême Orient
même, se rassemblent chaque année, pen-

dant plusieurs mois, autour de la Mecque,
entraîne avec elle des causes nombreuses
de perturbation et de désordres dans la
santé publique et dans les affaires. L'épidémie de choléra, qui vient de frapper si
cruellement l'Egypte, pays toujours apte à
recevoir toute espèce de maladies conta·
gieuses ou infectieuses, et qui s'est répan-
due déjà dans les autres provinces de
l'empire ottoman et dans plusieurs contrées de l'Europe, cette nouvelle épidémie
confirme aujourd'hui notre triste prévision.
Il est donc prudent que l'attention la plus
sérieuse du chef de l'islamisme soit appe-
lée sur le déplacement annuel de ces
grandes masses de serviteurs du prophète ;
leur fanatisme ne saurait être plus long-
temps une cause de fléaux menaçant le
genre humain. Ce n'est pas une guerre
sainte, une guerre de religion que nous
prêchons ; nous voulons la même tolérance
à la Mecque et à Jérusalem, mais une tolérance qui ne compromette ni l'existence,
ni les intérêts matériels de la société.

L'initiative que le Gouvernement de l'Empereur vient de prendre, pour amener les puissances de l'Europe à se concerter sur les mesures nouvelles qu'exige la garantie de la santé publique contre les invasions épidémiques possibles, par le pèlerinage musulman, est évidemment digne de tout éloge, aussi a-t-elle été accueillie avec une sympathie générale.

A cette occasion, des publicistes qui prétendent connaître plus particulièrement l'Orient et ses populations, se sont demandé quelles sont les modifications possibles, pratiques, et les réformes sanitaires qu'il s'agit de faire, dans le but d'atteindre et d'éteindre les fléaux de choléra, de typhus et de toutes les espèces de peste qui peuvent nous arriver de et par la Mecque? quel concours l'Europe peut attendre des émirs et des gouverneurs des provinces turques de l'Arabie, quand l'autorité du sultan n'est pas même toujours respectée par les populations arabes, maures, wahabites, assirs et nomades qui par-

courent cette presqu'île en la dévastant?
quelle confiance les peuples chrétiens peuvent, en outre, accorder aux renseignements émanant des serviteurs du prophète,
en admettant qu'on en obtienne des documents quelconques? Je n'ai pas la pré-
tention de donner la solution de questions
aussi ardues et aussi complexes; je croi-
rais avoir rempli déjà une tâche utile, si
je parvenais à en éclairer seulement certains côtés qui ont fait l'objet plus particulièrement de mes recherches.

Quand au mois de mai dernier le bruit
s'est répandu en Égypte que le choléra
régnait à Djedda, parmi les pèlerins, le
vice-roi envoya des médecins indigènes
dans la ville sainte. A leur retour, ceux-
ci déclarèrent qu'il n'y avait pas d'épidémie. Se sont-ils trompés ou ont-ils été
trompés? Ce qu'il y a de certain, c'est
que, tous les ans, le retour des pèlerins
est précédé de rumeurs pareilles. C'est
tantôt la peste, tantôt le choléra, tantôt le
typhus, etc., que ces malheureux sont ac-

cusés d'amener à leur suite. Cette année, l'intendance sanitaire d'Egypte, renseignée fort mal sans doute, laissa débarquer librement les pèlerins à Suez, et aussitôt le choléra se déclara, comme chacun sait.

Devant de pareils faits, qui se renouvellent sans cesse, dont il serait assez facile cependant de connaitre les causes et dont il serait peut-être possible d'arrêter les conséquences si fâcheuses, est-il prudent, est-il permis de se contenter de cette politique platonique de non-intervention, même en hygiène, préconisée et défendue par certains publicistes? Serait-il sage de compter sur des assurances données exclusivement par l'islamisme? D'ailleurs, à cet égard encore, le passé nous répond déjà pour l'avenir. En effet, le peu de connaissances que nous possédions sur le pèlerinage musulman et sur les Lieux saints, nous les devons non à des croyants, mais à des infidèles, à des chrétiens qui, au risque de leur vie et sous le travestissement du musulman, sont parvenus à se mêler aux caravanes des pèlerins. Ces téméraires ne sont qu'au nombre de quatorze; encore tous n'ont-ils pas laissé de traces de leur périlleuse entreprise. Voici dans quel ordre ils se sont suivis :

1° En 1508, Louis Bartema, de Bologne, a fait le pèlerinage de la Mecque; mais, quoique travesti en Arabe, il est reconnu et fait prisonnier. Il a laissé un récit de son voyage.

2° En 1566, le sieur Vincent Leblanc a parcouru l'Arabie, visité Médine et la Mecque en compagnie de deux renégats. Ses mémoires ont été rédigés par Bergeron, sous le titre : « Les Voyages fameux du sieur Vincent Leblanc, Marseillais, qu'il a faits, depuis l'âge de douze ans jusqu'à soixante, aux quatre parties du monde, etc. — Paris, 1657 et 1658. »

3° En 1604, Jean Wild, soldat autrichien fait prisonnier par les Turcs et vendu comme esclave, a fait le pèlerinage de la Mecque avec son maître. Son voyage a été publié en 1623, à Nuremberg.

4° En 1608, Joseph Pitto, renégat anglais, parvint jusqu'à la Mecque; la relation de son voyage a paru à Londres en 1708.

5° En 1810, Seetzen, renégat allemand, est surpris copiant des inscriptions dans la Kaaba et mis à mort.

6° En 1827, Burkhardt, Allemand fort initié aux mœurs des Orientaux et versé dans la connaissance de leurs langues, visita Médine et la Mecque, sous la protection spéciale de Méhémet-Ali. La relation de ses voyages est très-intéressante.

7° En 1853, le capitaine Burton, travesti d'abord en docteur indien, puis en dervisch persan, visita Médine et la Mecque aux frais de la Société de géographie de Londres.

8° En 1860, le baron de Maltzan, connaissant bien la langue arabe de l'Algérie, prend le costume d'un Mograbin, se fait délivrer par les autorités françaises de Philippeville un passe-port au nom d'un arabe algérien, Sidi Abd-er-Rahman ben Mohamed, et parvient, sous le travestissement de cet Algérien, à faire le pèlerinage de la Mecque. La relation de son voyage vient de paraître sous le titre : *Meine Reise nach Mekka* (*Mon Pèlerinage à la Mecque*), Leipzig, 1865.

9° En 1800, Domingo Badia; 10° un prêtre italien, Giovanni Finati; 11° un Anglais, Bankes; 12° Un Français, Wallin; 13° un consul de France à Tunis, M. Léon Roche, et 14° un renégat anglais, Tenett, connu en Algérie sous le nom de Hadji Abdul Waha, auraient aussi visité la Mecque, mais sans avoir laissé de traces de leur voyage.

Les documents laissés par quelques-uns de ces voyageurs sont loin d'avoir un mérite égal; les uns se contentent de rapporter les fables et les merveilles que les fanatiques musulmans se racontent pendant leur long pèlerinage; les autres y joignent de vagues et superficielles descriptions des Lieux saints; mais on consultera avec un intérêt bien réel les relations de Burkhardt et surtout celles de M. de Maltzan, qui retrace avec beaucoup de soin les babitudes des pèlerins en voyage, les mœurs des musulmans des Lieux saints, de Djedda et de la Mecque, et qui nous fait assister aux exercices pieux imposés au hadji. La lecture de ce livre plaît surtout par les détails que donne l'auteur sur la vie intime du pèlerin dont il a partagé le sort pendant quatre mois. On frémit au récit de ce téméraire voyageur, quand on le voit, au bain de la Mecque, face à face avec des Mograbins, ses compatriotes supposés, qui le suspectent, qui vont probablement le dénoncer et le livrer à la fureur du fanatisme musulman, comme un chrétien travesti, un roumi, un traître ; et, dès lors, rien ne pourra l'arracher aux supplices d'une mort cruelle; mais, profitant de l'obscurité de la nuit, ce faux pèlerin parvient à se sauver à Djedda, en laissant derrière lui ses effets et même son domestique. Il trouve heureusement dans ce port un bâtiment anglais en partance. Dès ce moment il est sauvé.

Le capitaine Burton, que j'ai vu en

Egypte, racontait qu'il n'a dû qu'au travestissement et à la fuite d'avoir échappé au fanatisme musulman, dont la défiance avait été éveillée parce qu'on l'avait surpris, une fois, n'observant pas certaines habitudes qui caractérisent le genre de vie du musulman.

C'est en m'appuyant sur ces documents et en invoquant des souvenirs personnels que je me propose de résumer, dans cet article, ce que nous savons sur les conditions d'existence des pèlerins musulmans, pendant leur voyage et pendant leur séjour dans les Lieux saints, sur les cérémonies religieuses auxquelles ils prennent part, sur leurs mœurs, leur agglomération autour de la Mecque et sur leur dispersion après les fêtes religieuses. Toutes ces circonstances exercent une influence directe sur la santé des pèlerins, sur leur mortalité, qui est si considérable chaque année, ainsi que sur le développement des épidémies qui naissent au milieu d'eux et qu'ils peuvent semer sur leur passage.

II.

Tout bon musulman doit, au moins une fois dans sa vie, accomplir le pèlerinage de la Mecque. Mahomet, qui ne prévoyait sans doute pas la grande extension que prendrait sa petite secte après lui, recommandait même aux fidèles de faire chaque année un pèlerinage à la ville sainte, pratique religieuse qu'il a trouvée chez les Arabes païens et qu'il a conciliée, comme bien d'autres, avec le monothéisme musulman.

L'accomplissement de cette prescription du prophète est un des vœux les plus ardents des croyants ; et, chaque année, pendant le Ramadan et les mois qui le précèdent, il amène des milliers et des milliers de pèlerins dans la ville sainte. Quelle que soit la distance à franchir, quel que soit le degré de fortune ou de misère du musulman, son fanatisme sait tout braver pour conquérir le bienheureux titre de pèlerin, *hadsch* ou *hadji*. Les dangers auxquels il s'expose, les fatigues qu'il endure et les privations qu'il s'impose ne sont rien au prix de la béatitude céleste qui l'attend ; trop heureux de la gagner par le sacrifice de sa vie !

Quoiqu'il soit impossible de déterminer, d'une manière tant soit peu précise, le chiffre des victimes que fait, chaque année, le fanatisme musulman, puisqu'on ignore même, jusqu'à présent du moins, le nombre total des pèlerins qui visitent la Mecque, je ne crains cependant pas de dire qu'il est très-considérable. D'après un relevé approximatif que j'ai fait des pèlerins qui ont traversé l'Égypte, pendant ces dernières années, je trouve qu'année moyenne et commune un cinquième au moins des hadji meurt pendant le pèlerinage. Il est évident que cette proportion croît considérablement quand une maladie épidémique se déclare parmi les pèlerins, ce qui est assez fréquent, si ce n'est même habituel.

Sans vouloir rechercher le confort au

milieu d'une si grande foule d'individus qui, pour la plupart, appartiennent à la classe la plus misérable des musulmans, on est frappé du dénûment extrême dans lequel voyagent ces pauvres gens. Un sac, un ballot contenant le costume du hadji, l'*Ihrâm*, quelques galettes sèches et de la farine de doura, forment tout son bagage. Les plus fanatiques et aussi les plus misérables revêtent l'Ihrâm dès le moment du départ et ne le quittent qu'à leur retour. Celui-là est le plus grand et le plus saint des pèlerins qui ne porte rien avec lui; car le prophète dit : « La meilleure provision, c'est la piété. » Ce ne sont que les riches et ceux qui ne craignent pas de blesser ou de scandaliser leurs compagnons de voyage, qui emportent avec eux un petit coffre en bois ne fermant même pas à clef.

L'époque du pèlerinage musulman varie chaque année de 11 jours; et, comme les mois des musulmans sont lunaires, par conséquent de 29 jours, la période des quatre mois consacrés au pèlerinage par Mahomet (Schual, Du el Keda, Du el Hôdscha et le Ramadan) peut tomber en hiver ou en été, en automne ou au printemps. Ainsi ces grands déplacements des serviteurs du prophète n'ont pas toujours lieu dans les mêmes conditions atmosphériques. S'il en est de favorables et de défavorables, ce que nous ignorons complétement, il peut se faire que des périodes saines, donnant lieu à une faible mortalité parmi les hadji, succèdent à des périodes malsaines qui, au contraire, déciment les caravanes. Il semble, d'après les considérations climatériques générales que nous possédons sur la presqu'île arabique, que la saison la moins sèche, la plus voisine des pluies, doit être au si plus particulièrement nuisible à ces amas d'hommes et de matières animales.

Une des conditions les plus préjudiciables à la santé des pèlerins, c'est le costume uniforme, l'Ihràm, que les commentateurs du prophète imposent à tout hadji, que celui-ci vienne du Nord ou du Sud, d'un pays chaud ou d'une contrée froide. Tous ceux qui n'auraient pas encore revêtu l'Ihrâm à leur arrivée à Djedda, doivent le prendre forcément, à partir de ce point de ralliement. Alors le hadji se fait raser fraîchement la tête; et, dorénavant la nudité de son crâne reste exposée à l'ardeur du soleil, sans pouvoir être protégée par une coiffe quelconque, pas même par une ombrelle, ni même par les mains. Toutefois les grands personnages, les dignitaires de l'islamisme et les personnes qui ne craignent pas de passer pour de riches profanes s'abritent, le plus ordinairement, sous un large parapluie. Le capitaine Burton me disait qu'il n'eût pas pu supporter les chaleurs, dans cette partie de l'Arabie, sans protéger sa tête sous une ombrelle, et que, même au risque de passer pour un pèlerin peu ardent, il a dû ajouter ce confort à son Ihrâm.

Ce costume, que revêt le hadji après s'être lavé, n'est composé que de deux

couvertures blanches, rayées, ayant cinq
pieds de longueur sur trois de largeur,
chacune ne formant qu'une seule pièce ;
l'une entoure la taille et tombe jusqu'au niveau des genoux ; l'autre se jette sur l'é-
paule gauche et se porte comme la toge
romaine ; elle couvre le dos en laissant le
bras droit complétement nu et libre ; les
jambes sont nues et les pieds ne sont pro-
tégés que par des sandales. C'est cet en-
semble qui constitue l'Ihrâm, qui laisse le
hadji dans une nudité non moins hideuse
à la vue que nuisible à la santé. Il est
évident pour Niebuhr que ce costume n'est
que l'expression du fanatisme musulman,
tandis qu'il devrait être ni plus ni moins
que le vêtement d'un Arabe du temps de
Mahomet. Quoi qu'il en soit d'ailleurs, ces
couvertures ne le protégent évidemment
ni contre la chaleur du jour ni contre le
froid des nuits, résultant du rayonnement
nocturne de la terre, qui est si intense et
qui réagit si péniblement sur tous les êtres
organisés, dans toutes ces contrées inter-

tropicales. Mais entre Djedda et la Mecque, dont la distance n'est franchie, par les caravanes et même par les pèlerins isolément, que pendant la nuit, parce que la chaleur du jour est ordinairement trop forte, il se présente cette particularité si remarquable que le froid des nuits n'est pas seulement désagréable par son opposition avec l'ardeur du jour, mais qu'il devient même pénible, parce qu'on s'élève aussi en altitude, à mesure qu'on s'éloigne du rivage de la mer. M. de Maltzan, qui nous apprend que, dans les haltes nocturnes et en plein mois de juin, on fait des feux autour desquels se groupent les pèlerins transis, convient que, quant à lui, il n'aurait pu résister à ces brusques refroidissements s'il n'avait pas eu toujours à sa disposition des infusions de l'excellent café dont on fait un si grand usage dans ces pays. Il a eu maintes fois la triste occasion de constater les effets nuisibles de ces influences climatériques sur ses compagnons de voyage.

A toutes ces conditions fâcheuses liées au climat, que nous ne pouvons apprécier sous toutes leurs phases, par le manque de détails scientifiques sur des contrées restées à peu près inexplorées et impénétrables, le hadji joint encore bien des causes d'épuisement : des jeûnes fréquents, une grande consommation de café noir, qui devient une espèce de trompe-la-faim, l'usage immodéré du tabac soit pur, soit associé à l'opium ou au hadschisch, quoique ces pratiques soient sévèrement défendues par le Koran. Il en est de même des boissons alcooliques, et cependant il existe jusque dans les plus petits hameaux de ces Lieux saints des débitants de *busa* et de *raki*, eaux-de-vie blanches ou incolores dont s'enivrent bien des hadji. Ces vices sont assez communs, mais on cherche à les cacher par le fanatisme et l'hypocrisie.

La base de l'alimentation du pèlerin musulman consiste dans des galettes dures et sèches d'un pain de deura qu'il

porte avec lui et qu'il ne peut manger
qu'après avoir été trempé dans l'eau :
quelques-uns peuvent cependant y joindre
un peu de fromage blanc, du lait caillé
ou des dattes; les moins malheureux ont
parfois des provisions de poissons salés :
des personnages ou des gens riches emportent seuls des viandes conservées dans
la graisse, comme ont pu le faire les deux
renégats qui accompagnaient Vincent Leblanc, dans son pèlerinage à la Mecque.
Cette pénurie et cette insuffisance des ali-
ments, pour des gens qui s'épuisent phy-
siquement et moralement, ont des conséquences plus particulièrement fâcheuses
quand les passions ne sont pas sévèrement
réprimées. Aussi Mahomet, qui connais-
sait son peuple, dit-il expressément :
« Celui qui entreprend le pèlerinage doit
s'abstenir d'avoir des rapports avec les
femmes, respecter les cérémonies religieuses, et éviter les disputes. »

Ces prescriptions ne sont pas observées
avec la même rigueur; il serait même

fort malséant de rappeler seulement tout le vocabulaire d'injures qui garnit la mémoire du pieux pèlerin et dont il use, avec une si grande facilité, envers son compagnon de pèlerinage. Quant aux femmes, M. de Maltzan, parlant de celles qui accompagnent les caravanes, dans un costume d'Ihrâm composé d'une espèce de linceul qui les couvre de la tête aux pieds, ayant seulement deux trous au niveau des yeux, ne les range pas précisément parmi les plus méritantes et les plus exemplaires, quoiqu'elles soient généralement laides et assez vieilles. Toutes ne sont cependant pas des fantômes, comme les appelle ce faux pèlerin ; il y en a parmi elles de fort intéressantes, à ce qu'il paraît ; ce sont principalement des jeunes veuves et des femmes divorcées. Burkhardt et Burton racontent quelques anecdotes assez piquantes dont les héroïnes appartenaient à cette dernière classe de pèlerines. Mais dans l'islamisme aussi

Il est avec le ciel des accommodements ;

et l'esprit indulgent du prophète autorise le rachat de bien des écarts et des fautes mêmes, par le jeûne, l'aumône et surtout les sacrifices durant ces longs jours de pèlerinages. C'est aussi par le nombre des sacrifices que les pèlerins riches cherchent à se signaler au milieu de la foule uniformément parée de l'Ihrâm. Dès que ces personnages sont reconnus, ils deviennent le point de mire de la gent affamée des hadji misérables, qui observent leurs faits et gestes et qui épient le moment du sacrifice. D'ailleurs les pèlerins s'espionnent mutuellement ; ils ne laiss nt pas passer la plus légère peccadille de leurs compagnons de voyage, sans crier au scandale, à la profanation ! Etbah kebsch ! (sacrifie un mouton !) Etbah kebsch ! etbah kebsch ! vocifèrent les malheureux que la faim aiguillonne et qui comptent se repaître, au moins, des déchets de la victime. La chair même de l'animal est dévorée presque encore palpitante, par les pèlerins qui vivent dans l'intimité de celui qui fait le sacrifice. Bientôt il n'en reste

plus que les os; et il faut être bien peu
au courant de la pratique religieuse des
mulsumans pour accepter toutes les fables qu'on débite sur le grand nombre de
ces sacrifices et sur la perte des viandes
abandonnées à la décomposition putride
au grand air. Je reviendrai plus loin sur
ces sacrifices.

III.

Les grandes caravanes, ainsi que les
troupes les plus faibles de pèlerins, con-
vergent vers Djedda, qui est comme un
point de ralliement, et qui forme le port
de la Mecque, tout en étant cependant
déjà une ville sainte. C'est ici que commence véritablement le pèlerinage des
musulmans. Il y a dans cette ville, à toutes les époques de l'année, un grand nombre d'étrangers; mais, pendant les quatre
mois consacrés plus spécialement aux pèlerinages, il s'y trouve souvent 20,000

hadji à la fois. La plupart de ceux-ci n'encombrent cependant pas la ville; ils campent sous des tentes ou se groupent même au grand air autour des fontaines. Quoique Djedda soit aujourd'hui un des centres les plus actifs des populations musulmanes, elle partage néanmoins le sort de toutes les cités de l'islamisme; elle ne devient pas plus prospère, même elle semble avoir perdu une partie de ses habitants, dans la première moitié de ce siècle.

Djedda, Dschedda ou *Djidda, Djodâe,* qui signifie *la ville de la mère du genre humain,* ne renferme aujourd'hui, suivant M. de Maltzan, qu'environ 45,000 habitants; le capitaine Burton lui en accordait 18,000.

Si le pèlerinage du hadji commence à Djedda, il ne faut pas croire cependant que ses peines et se. fatigues finissent ici. « Ce sont d'abord, dit M. de Maltzan, les vexations sans nombre d'une douane tracassière et d'une police cupide, qui ne vivent que de ce qu'elles extorquent au pèlerin déjà si misérable. » Ces impôts se prélèvent cependant avec une certaine intelligence et avec une grande habileté; la rançon n'est acceptée même qu'autant qu'elle est proportionnée à la mine, à l'entourage et à l'importance du bagage du pèlerin; néanmoins notre baron allemand pensait se soustraire à tous les tracas en exhibant naïvement son passe-port de sujet français de l'Algérie. C'est là pour lui une occasion de déverser de son fiel germain sur ce qu'il qualifie, avec une ironie peu feinte, *le prestige de la grande nation*. Je conviens que ce serait malveillant si ce n'était de mauvais goût! — Notre faux pèlerin, qui semble moins initié aux habitudes arabes qu'il ne le fait croire, ne voulait pas comprendre que toutes ces misères se règlent, non pas au moyen d'un passe-port, mais par un *bakschisch* (pourboire), qu'il faut avoir soin de proportionner au grade du collecteur.

Ces formalités, qui s'accomplissent en plein air et sous les rayons les plus ar-

dents d'un soleil intertropical, mettent à
nu les conditions malheureuses de tous
ces infortunés hadji. Mais on ne saurait se
faire une idée de la malpropreté et de la
misère des pèlerins musulmans si on ne
les a vus dans leurs campements; toutefois
le trait suivant, que j'emprunte à M. de
Maltzan, peut faire comprendre ce que doivent être ces exis'ences malheureuses :

A son arrivée à Djedda, il cherche un
okal (auberge arabe) où il puisse s'isoler
et se soustraire aux obsessions de ses
compagnons de voyage; il y parvient, non
sans beaucoup de difficultés. Alors il se
fait donner de l'eau, sous prétexte de vouloir boire; il se débarrasse de son domestique nègre qu'il envoie au marché; puis,
enfermé et seul, il se livre à deux opérations également criminelles aux yeux du
véritable hadji, et qui pouvaient le faire
soupçonner comme infidèle, s'il eût eu le
malheur d'être pris en flagrant délit. L'une
de ces opérations si coupables, c'était de
faire la chasse à la vermine, aux innom-

brables insectes dont ses compagnons de voyage l'avaient couvert; et « malgré les défenses expresses du Koran, dit-il, je tuais jusqu'au dernier pou; puis je me lavais de la tête aux pieds, ce qui est formellement interdit à tout hadji, parce qu'en s'aspergeant d'eau il pourrait noyer de la vermine; ce qui serait un malheur irréparable, un énorme péché. » — Ainsi purifié, notre faux pèlerin se garde bien de reprendre son vieux, sale et infect Ihrâm; il le cache même avec soin et revêt deux couvertures neuves; seulement, pour ne pas faire remarquer ce changement qui pouvait également le trahir, il les saupoudre de poussière et de sable. Qu'on juge, par là, dans quel état doivent être les vrais pèlerins!

Mais il n'est rien que le fanatisme musulman ne surmonte, comme le prouvent surabondamment les cérémonies religieuses auxquelles nous allons voir les hadji prendre part. La première consiste dans une visite de bienvenue, visite pieuse faite

au tombeau d'Ève, la mère du genre humain (Umma Hauwa), qui se trouve à la
distance d'une lieue environ de Djedda.

Je laisse à droite et à gauche du chemin
qui conduit à la tombe de notre *Alma Mater*
les huttes arabes où se débitent le café, la
busa, le raki, et toutes les séductions des
maisons mal famées, pour ne voir que le
côté religieux de ce premier pèlerinage.
Un grand mur entourant un espace rectangulaire, découvert en plein ciel, repré-
sente le tombeau d'Ève. Là, les pèlerins,
pieds nus, la tête nue, rasée et brûlée par
le soleil d'Arabie, attendent patiemment
que toute la caravane ait acquitté le droit
de visite au gardien préposé à ce sanctuaire. Après cela seulement la porte s'ou-
vre, et les pèlerins franchissent le mur d'enceinte; ils se trouvent alors dans un espace
rectangulaire au milieu duquel s'élève une
espèce de chapelle, qui a 5 pieds de long
sur 4 de large, et qui est surmontée par
une voûte en dôme d'environ 10 pieds de
hauteur. Les murs de ce sanctuaire sont

complétement nus, mais on y vient adorer une pierre rectangulaire, le *ssara*,
l'ombilie ou le nombril de la mère du
genre humain. Cette pierre, qui mesure un
pied et demi de haut sur un demi-pied de
large, doit avoir précisément les dimen-
sions correspondant à la fossette ombili-
cale, et occuper la place même de l'om-
bilic d'Ève. On peut calculer, d'après cela,
quelle taille colossale les croyances arabes
accordent à notre première mère, qui devait avoir 500 pieds de hauteur sur 12
seulement de largeur !

Cette pierre est de granit, mais d'un
sale luisant, par suite des baisers qu'y
déposent les hadji depuis tant de siè-
cles. Malgré cela, notre faux pèlerin
vient se prosterner devant elle et la cou-
vrir de baisers, comme ses pieux compagnons, en récitant une courte prière. Puis,
à 240 pieds plus loin, il va adorer la tête
d'Ève, représentée par un espace circu-
laire de 30 pieds de diamètre ; il se pros-
terne ensuite devant les seins (*suéts*), repré-

sentés par des pierres empilées ; et, après avoir longé le mur pendant quelque temps, en descendant de la tête aux pieds de l'Umma Hauwa, notre pèlerin est arrêté par son guide en un certain endroit, et celui-ci lui dit : « Ici est le berceau du genre humain ; d'ici sont sortis tous les hommes ; prie, ô Mograbin ! prie, mais ne regarde pas ; la pudeur te le défend. »

En se dirigeant de la tête aux pieds d'Ève, le pèlerin passe devant une place où est marquée une plaie que la mère du genre humain, d'après la tradition musulmane, aurait eue à la suite d'une correction que lui aurait donnée son seigneur et maître, Sidi Adam. Les interprètes du Koran prétendent que le prophète a consacré ce fait dans le fameux verset qui recommande au mari de battre sa femme. Il est cependant fâcheux pour cette interprétation que le livre du prophète ne mentionne même nulle part le tombeau de la mère du genre humain.

Dans l'enceinte de ce tombeau et à

la hauteur des épaules de notre colossale
première mère, qui, suivant la tradition
arabe, était plus grande que le plus haut
monument du globe, l'on visite et l'on adore
également la tombe d'Otsman, l'un des
successeurs immédiats de Mahomet et qui
passe pour avoir restauré dans le cours du
VII⁰ siècle le tombeau d'Ève; mais l'édification de ce tombeau lui-même serait
due à la piété filiale de Seth ! Il est à peine
nécessaire de rappeler que les recherches
historiques les plus dignes de confiance
n'accordent pas une si haute antiquité à
ce monument de l'islamisme; en effet,
il ne remonterait pas au delà du IX⁰ siècle
de notre ère. Ces données de l'histoire
semblent même devoir être confirmées un
jour, d'après certaines considérations géo-
logiques, émises par le savant voyageur
Niebuhr sur la constitution du sol de cette
partie de l'Arabie.

IV.

Après un séjour plus ou moins court à
Djedda, les pèlerins se remettent en route
pour arriver au terme de leur pénible
voyage et atteindre les Lieux saints, berceau de l'islamisme. La distance qui sé-
pare la Mecque de Djedda n'est que d'environ douze lieues ; cependant les caravanes mettent à la parcourir, le plus ordinairement, deux nuits. Dans ce parcours,
ils subissent l'influence très-nuisible de
brusques transitions qui se font dans l'at-
mosphère ; ils souffrent surtout du froid,
dans ces régions nues et sensiblement éle-
vées déjà au-dessus du niveau de la mer.
Dans leurs haltes fréquentes ils éprouvent
surtout le besoin de se réchauffer autour
des bivouacs qu'ils rencontrent, et ils se
soutiennent grâce aux infusions chau-
des de café. Malgré leur grande misère, les
pèlerins ont encore à lutter parfois, dans

ces régions, contre d'autres maux non moins pénibles, contre les attaques et le vol des tribus nomades, celle des Assirs principalement, qui les dépouillent et les maltraitent, sous les yeux mêmes des garnisons turques qui ne daignent pas toujours s'en apercevoir.

A la fin de la première nuit, les caravanes arrivent à moitié chemin de la Mecque ; elles s'établissent, pour le jour, dans un endroit couvert de quelques huttes de nomades et appelé El Hadda. Ici déjà on est à une certaine hauteur, mais on n'aperçoit pas encore la ville sainte. El Hadda est le dernier point, le point le plus rapproché de la Mecque où puissent parvenir les chrétiens et les infidèles en général. A ce sujet, les plus graves des hadji qui chevauchaient, à pied, à côté de M. de Maltzan lui racontaient des anecdotes qui pouvaient le faire frémir, si le merveilleux musulman pouvait aller jusque-là. On lui disait qu'un chrétien qui franchirait cette zone tomberait roide mort ! Il était évidemment une preuve du contraire. Mais, néanmoins, il commençait à être fatigué et découragé même, par suite d'un dérangement d'entrailles qui durait depuis quelques jours déjà et qui empirait. Il voyait autour de lui un grand nombre de hadji non moins souffrants et plus épuisés que lui par les maladies. Tout cela n'était pas de nature à relever ses forces et son énergie. Toutefois il se sentait trop près de son but, il allait enfin pouvoir contempler l'objet de ses rêves de plusieurs années ! il allait voir la maison de Dieu, la sainte Kaaba, qu'une douzaine de chrétiens seulement avaient vue avant lui ! Ces réflexions le stimulent et remontent son courage.

Dans la soirée de la seconde journée, la petite troupe, dont faisait partie M. de Maltzan, composée d'environ 500 pèlerins, se remet en route et, vers la fin de la nuit, elle parvient à la hauteur de ces régions ondulées. Après avoir gravi ce monticule, elle aperçoit la ville sainte comme un nuage grisâtre, éclairée seulement par la lueur crépusculaire qui, dans ces régions, dure à peine quelques minutes. « Bientôt, dit notre faux pèlerin, les cris de joie et d'allégresse, Labik! Labik! Labik! poussés par les hadji, saluent la Mecque qui se dessine à l'horizon, avec sa grande mosquée flanquée de sept minarets et des nombreuses coupoles qui dominent la sainte Kaaba, la maison du seigneur! » En ce moment les plus misérables, les plus anéantis des pèlerins retrouvent de l'énergie et des forces pour acclamer et bénir la ville neuf fois sainte! le sanctuaire des sanctuaires! le berceau de l'islamisme! la cité impérissable de Dieu sur la terre! La Mecque n'est-elle pas la Jérusalem des musulmans? et le fanatisme de ceux-ci n'est pas moins ardent que celui des croisés saluant Jérusalem :

> Da mille voci unanimamente
> Jérusalemme salutar si sente.

Cependant les faux pèlerins ne partagent

guère cet enthousiasme des musulmans. Ainsi le capitaine Burton a été véritablement trompé dans son attente, quand il a vu devant lui la ville sainte, et M. de Maltzan déclare que la Mecque n'offre rien de beau ni de grandiose, et que cette cité n'a pour lui d'autre prestige que celui d'être la capitale religieuse de l'islamisme. La ville est placée dans une vallée élevée, à environ 600 pieds au-dessus du niveau de la mer, dans le lit desséché d'un fleuve, « *Wadi Mekka,* » au milieu d'un désert où l'on ne voit aucun arbre et où manque même toute végétation. Le fanatisme seul a pu faire de cette solitude le rendez-vous de milliers et de milliers d'hommes ! Son origine, qui se perd dans la nuit des temps, prête d'ailleurs beaucoup à toutes les fables, à toutes les merveilles et à toutes les superstitions qui entourent le berceau de la religion musulmane.

Quand les pèlerins approchent de la ville sainte, ils descendent de leurs montures et se dirigent à pied vers la grande mosquée « Mesdschid el Haram » pour y faire une première adoration de bienvenue. Quelles que soient leur fatigue, leur débilité physique et leur maladie même, les hadji ne doivent pénétrer en ville qu'après avoir fait une dévotion à la sainte Kaaba, la maison de Dieu élevée dans la grande mosquée même.

Cet immense temple construit sans plan apparent paraît avoir eu un grand nombre de fondateurs et de restaurateurs; il est entouré d'un vaste portique qui repose sur environ 500 colonnes dont la plupart appartiennent au style des Sarrasins ; cependant une trentaine ont des chapiteaux de l'ordre corinthien ; 45 représentent de belles colonnes ioniques, et environ 50 sont de style byzantin; seulement les pieux musulmans en ont brisé les figures qui les ornaient primitivement. Sous ce vaste portique les pèlerins se reposent après avoir fait leur prière : ils y mangent et y boivent, et M. de Maltzan a pu se convaincre, par la présence d'une foule de prêtresses qui ne sont pas précisément les vestales du temple, qu'il y a là une promiscuité bien irréligieuse et même scandaleuse, que n'autorisent nullement les prescriptions du prophète.

Mais pénétrons dans la grande mosquée, à la suite des pèlerins : nous les voyons prosternés, en extase devant la Kaaba, la maison de Dieu, le centre et le sanctuaire de l'islamisme ! Cette maison qui, comme l'indique son nom, avait primitivement la ferme cubique, est aujourd'hui plus haute que large ; elle s'élève dans la cour même de la mosquée, et elle est construite en pierres grises, semblables à celles qu'on emploie dans les bâtisses de la Mecque. Son origine, suivant la tradition musulmane, remonterait à Abraham et à son fils Ismaël, d'où prétend descendre le peuple arabe. D'ailleurs toutes les merveilles que les hadji musulmans viennent adorer dans ces lieux sont empruntées aux récits bibliques. Il paraît évident aujourd'hui que Mahomed a fusionné l'idolâtrie des anciens Arabes avec le monothéisme des Hébreux ; lui-même, secondé seulement par ses sectateurs Ali et Otsman, a détruit les idoles de la Kaaba.

Quoi qu'il en soit d'ailleurs de l'Olympe arabe, dans lequel figurent également Jupiter et Saturne, Bacchus et Vénus, les pèlerins musulmans viennent dans ce sanctuaire des sanctuaires adorer, avant tout, parmi les objets vénérés de la Kaaba, une pierre noire, « *Hadschar el Assuad,* » ce que faisaient déjà leurs ancêtres bien avant l'arrivée du prophète, suivant Hérodote, Suidas et d'autres. « *Olim Arabes lapidem adorabant,* » nous dit Clément d'Alexandrie. C'est sur cette pierre même que, suivant la tradition musulmane, la belle Hagar a conçu Ismaël, d'où est sortie la famille arabe. De là aussi une foule de commentaires dont le plus innocent est certes celui qui emprunte le nom de la pierre Hadschar à Hagar elle-même.

Mais laissons à d'autres le soin de débrouiller tous ces sujets mystérieux, et suivons les pèlerins allant adorer le Hadschar el Assuad. La foule est ici toujours fort compacte; les misérables hadji assiégent cette pierre bâtie dans l'un des murs mêmes de la Kaaba; elle n'a, suivant M. de Maltzan, que 9 pouces de haut sur 6 de large. Les pèlerins la couvrent de leurs baisers, passent et repassent sur elle leurs mains grasses et se couchent près d'elle. Les femmes se montrent les plus prodigues de ces démonstrations, surtout celles qui, jusque-là, sont restées stériles, ce qui est plus qu'un malheur pour les femmes musulmanes. — Que cette pierre noire ait été blanche autrefois; qu'elle soit formée d'un morceau de lave, comme le prétend Burkhardt; ou qu'elle soit un aérolithe tombé du ciel, comme le pense le capitaine Burton, notre faux pèlerin, M. de Maltzan ne peut se dispenser de lui payer le tribut de son adoration.

Après cette cérémonie, déjà assez pénible, au milieu d'une foule sale et couverte de vermine, le hadji, quoique épuisé de fatigue, doit, avant de quitter la mosquée, faire sept fois le tour de la Kaaba, en souvenir de la mère d'Ismaël errant dans ces lieux, et cherchant la source auprès de laquelle elle retrouva miraculeusement son fils.

Si les fanatiques pèlerins peuvent s'oublier dans leur adoration, devant la maison du Seigneur, il n'en saurait être ainsi pour nos faux pèlerins qui sont impatients de chercher un gîte et de faire connaissance avec la Mecque. La ville sainte, qui en temps ordinaire ne renferme pas au delà de 40 à 50,000 habitants, est beaucoup trop petite pour pouvoir loger tous les pèlerins qui y arrivent dans le mois qui précède le Baïram. Aussi elle ne donne l'hospitalité qu'à un fort petit nombre de hadji comparativement; il n'y a que les plus aisés, les gens riches et les personnes de distinction, les pachas, les femmes qui ont de l'argent, qui peuvent se permettre de loger en ville. Le capitaine Burton et le baron de Maltzan qui, par une coïncidence assez singulière, ont occupé le même quartier et presque la même maison, payaient leur modeste réduit plus cher qu'ils eussent payé un logement confortable dans une de nos villes élégantes de l'Europe. Mais du moins ils y étaient seuls, ce que, dans la forte saison du pèlerinage, comme nous dirions nous autres roumi, peuvent à peine se permettre des pachas, des princes et des personnages de distinction.

Les hadji ordinaires sont entassés, souvent pêle-mêle avec les animaux domestiques, dans une pièce du rez-de-chaussée, où ils couchent par terre, sur des nattes, serrés les uns contre les autres. Ils mangent aussi dans cette pièce, qui est nettoyée une fois par jour, à peu près comme nos écuries mal tenues. Mais le plus grand nombre de pèlerins logent hors de la ville, sous des tentes qui les abritent plus ou moins mal contre le froid des nuits et contre l'extrême chaleur du jour.

A l'occasion de cet encombrement des

pèlerins dans la ville sainte, M. de Maltzan raconte qu'à son arrivée il n'a trouvé, et cela avec infiniment de peine encore, qu'une toute petite chambre qui ne lui déplaisait pas trop, parce qu'elle avait un certain air de propreté, ce qui n'est pas commun dans les maisons de la Mecque. Cette pièce avait même des tentures fixées aux murs. Mais, en y entrant vers le soir, il s'aperçoit qu'à certains moments ces tentures s'agitent, qu'un bruit sourd et confus se fait derrière elles ; il entend comme un frôlement qu'il ne sait pas trop comment expliquer, quand il voit apparaître un coq suivi de quelques poules. Le malin Mekkavi (habitant de la Mecque) avait logé le baron allemand dans un poulailler !

Sans être tout à fait aussi maltraitées, les femmes qui font le pèlerinage sont reçues dans les harems de certains logeurs dont la réputation laisse généralement beaucoup à désirer. Du reste, les habitants de la Mecque sont de fort habiles exploitants, et ils cherchent à tirer le plus de profit possible du fanatisme musulman. Les nobles mekkavi, qui tous prétendent descendre, en ligne directe, du prophète, n'acceptent dans leurs maisons, dans leurs huttes et dans leurs tentes, tous ces misérables hadji que moyennant bon argent payé d'avance ; ils traitent leurs hôtes juste comme des bêtes de somme, et ils croient encore leur faire même beaucoup d'honneur en leur prenant le plus possible.

V.

Pendant leur séjour à la Mecque, qui est variable, mais qui pour le moins est d'une dizaine de jours pour les caravanes précédant le plus immédiatement la fête du Baïram, les pèlerins vivent dans les plus détestables conditions d'hygiène : l'encombrement, une nourriture mauvaise et insuffisante, l'abus du café, des

boissons alcooliques et du tabac, coïnci-
dant avec une certaine privation de som-
meil, des courses incessantes et des or-
gies pendant les nuits, ne contribuent pas
pour peu au développement des maladies
graves qui font tant de victimes parmi
ces malheureux, pour la plupart épuisés
déjà de longue date. A toutes ces conditions nuisibles il faut encore ajouter les
fatigues inhérentes aux exercices pieux
que s'imposent les hadji journellement.

Aissi les pèlerins passent chaque jour
plusieurs heures dans la grande mosquée;
ils y visitent successivement la Kaaba et
les reliques qui l'entourent. Parmi celles-
ci le puits de Samsama (eau qui coule avec
un doux murmure) a'tire plus particulièrement leur attention, parce que, sous ce
ciel brûlant, les hadji sont toujours tour-
mentés par la soif. D'ailleurs, l'eau de
la fontaine sacrée passe pour purifier le
corps et l'âme; elle guérit toute espèce de
maux, et elle assure la béatitude céleste dans
une autre vie. Mais à la Mecque rien ne

se donne pour rien, et le puits de Sam-sama produit de beaux revenus à la caste des serviteurs préposés à la distribution de son eau, par droit de naissance et comme descendants du prophète. Cette eau qui, suivant Burkhardt, provient d'une source vive, aurait jailli dans ce lieu même, d'après la tradition musulmane, au moment où la belle Hagar, abandonnée par Abraham et persécutée par la jalousie légitime de Sara, allait mourir de soif, avec son fils Ismaël, souche du peuple arabe.

Dans le voisinage de la Kaaba et sans sortir de la mosquée, le pèlerin fait sa dévotion au tombeau d'Ismaël, à l'empreinte laissée dans la pierre par le pied d'Abraham (Mokam-si Ji-Ibrahim) pendant qu'il construisait la maison de Dieu (Béit-Allah), à la place où le patriarche préparait, avec son fils, le mortier devant servir à l'édification de la sainte Kaaba, à la gouttière et à l'escalier de la Béit-Allah, à la chaire de Mahomet (Membar), à la bibliothèque (Che-sani) où jamais pèlerin n'est entré, aux chapelles et à toutes les autres merveilles dont on entretient le fanatisme des musulmans.

Mais la plus grande cérémonie religieuse de l'islamisme, la dernière de toutes les fêtes des pèlerins, celle à laquelle tous les hadji prennent part et à laquelle assiste le grand chérif de la Mecque, c'est le pèlerinage sur la montagne de la Reconnaissance, « *Arofa* », où la foule arrive lentement, pendant les deux ou trois jours qui précèdent le 9 du mois *Du el-Hodscha*, jour du Baïram. Mais les grandes caravanes de Damas et du Caire, ayant à leur tête les deux chameaux sacrés, qui portent le drapeau du prophète et le voile de la sainte Kaaba (Kesna), ne se mettent en route que dans la soirée du 7 ; elles ne voyagent que pendant la nuit. Le lendemain matin, elles se trouvent au pied du mont Arafa, que les musulmans appellent aussi parfois *Dschebel-er-Rahma*, la montagne de la Miséricorde, parce que Dieu y est apparu au prophète. Cette montagne

n'a pas plus de 250 pieds do haut. La tradition musulmane veut qu'Adam ait retrouvé Ève sur cette hauteur, après que
nos deux gigantesques ancêtres s'étaient
perdus de vue, pendant 120 ans (quoique
étant d'une stature de 500 pieds !) Ce mont
Arafa est, aux yeux du musulman, le lieu
le plus saint ; il est plus vénéré même que
la Mecque avec la Kaaba, Béit-Allah.

La plaine élevée qui s'étend au pied du
mont Arafa est déserte et caillouteuse ;
nulle végétation n'y pousse. En dehors
de l'époque du pèlerinage on n'y trouve
qu'un noyau de maisons abandonnées,
qui, pendant ces jours de fête, sont entou-
rées de milliers de tentes, et forment un
village immense, lequel s'appelle aussi Arafa.
Il abrite les hadji qui viennent y célébrer
le Baïram. M. de Maltzan porte leur nombre à 30,000, au moment où il s'y trouvait
lui-même, en 1860.

Cette cité improvisée pour la circons-
tance renferme des marchés, des bazars,
des cafés et des bouges de toute espèce,

débitant le café et des boissons alcoolisées;
il y a surtout une foule de boutiques de
barbiers où tous les hadji viennent se faire
raser la tête, avant la célébration du Baïram. On rencontre, dans tous les coins de
ce village, des jongleurs, des psylles, des
charmeurs de serpents, des danseuses ou
almées de bas étage, quoique sur un sol
sacré. Tout se meut et s'agite, tout crie,
se lamente et s'amuse; la montagne semble une fourmilière humaine où vivent,
pêle-mêle, les hadji et les bêtes de somme
qui les ont portés.

C'est dans ce tumulte que se passent le
jour et la nuit du 8; et, dès l'aube du 9
Du el Hodscha, le canon de la garnison
turque annonce le commencement de la
fête du Baïram. On fait d'abord la prière,
puis la foule des pèlerins se met en mouvement et escalade la montagne d'Arafa,
par de véritables marches taillées dans le
granit. Quand on s'est élevé d'une cin-
quantaine de marches, on se trouve dans
une station : « *Mota sidna Adam!* C'est

ici que notre premier père a retrouvé Ève. »
Un peu plus haut est une plate-forme sur
laquelle s'élève la chaire du prophète, d'où
il prêchait aux fidèles et où le Chérif de
la Mecque, ou un prêtre (chétib) désigné
par lui, vient tous les ans, à pareil jour,
lire un long et lamentable sermon, devant
les pèlerins assemblés.

A l'issue de ce sermon, la foule descend
le mont Arafa par flots serrés, et en s'é-
crasant bien un peu les uns les autres. En
effet, il y a tous les ans des blessés et des
tués. On se porte alors dans la fameuse
vallée de *Wadi Menas*, que le capitaine
Burton appelle *Munza*. Les pèlerins passent ici la nuit, à peu près à la belle étoile,
pour terminer le lendemain, par les sacrifices, toutes ces fêtes pleines d'émotion,
de fatigue et de débauches. Ce jour mémo-
rable, c'est le « *Aït el Kébir* » ou le « *Kourban Baïram.* » C'est un jour de récouci-
liation générale dans tout l'Islamisme.
Cette fête rappelle le sacrifice d'Abraham,
avec une certaine variante cependant :

c'est que le patriarche devait immoler Ismaël, le fils de Hagar, et non pas Isaac,
le fils de Sara.

On se fait une très-fausse idée, dans
notre Occident, et même dans toute l'Europe, de ces sacrifices, qui sont loin d'être
aussi nombreux qu'on le pense, et qui
n'ont surtout pas les inconvénients que des
publicistes peu au courant des choses de
l'Orient leur ont attribués, dans ces der-
niers temps. Je dirai même, sans crainte
d'avancer un paradoxe, que ces sacrifices
ont, au contraire, le grave inconvénient de
n'être ni assez nombreux, ni assez fréquents.
Je vois, en effet, par le récit des faux pèlerins qui ont été à la Mecque que ceux qui
peuvent se soutenir par une alimentation
suffisamment réparatrice supportent aussi
les fatigues et les vicissitudes atmosphériques ; et je ne doute pas que des sacrifices de moutons, renouvelés plus souvent,
ne puissent empêcher des milliers de ces
misérables hadji de mourir de faim, d'é-
puisement et de maladie !

Mais il y a des raisons péremptoires pour que ces sacrifices soient naturellement bien bornés. La première, c'est qu'il faut acheter le mouton qu'on veut sacrifier, à des spéculateurs de la Mecque, qui, à cette époque du pèlerinage, entretiennent d s troupeaux de ces animaux dans la vallée de Menaa, et qui ne les vendent qu'à gros bénéfices. Un mouton qui, en temps ordinaire, coûte environ 8 francs, se vend, à cette époque, à des prix quatre fois plus élevés. M. de Maltzan, qui avait négligé certaines cérémonies, par suite de fatigues et d'anéantissement, tellement tous ces exercices pieux sont pénibles, a dû racheter le pardon de sa tiédeur religieuse par le sacrifice de deux moutons qu'il a payés 60 francs.

Ce faux pèlerin nous apprend que, sur les 30,000 hadji qui se pressaient au pied de l'Arafa, le jour des sacrifices, en 1860, il n'y en avait pas plus de 3,000 qui eussent immolé des victimes. L'importance qu'on attache à cette cérémonie, sans trop la connaître, m'engage à rapporter tex tellement, en le traduisant, le passage que M. de Maltzan consacre aux sacrifices qui se font dans la vallée de Menaa. « Les 3,000 pèle-rins qui avaient des moutons, dit-il, se tenaient dans la plaine aride et pierreuse de Menaa, ayant chacun une victime devant soi. Le kadi de la Mecque, qui était à la tête de cette troupe de pèlerins, avait également devant lui un mouton peint des couleurs les plus variées. Après une courte prière, ce dignitaire donna le signal du sacrifice, en dirigeant la tête de son mouton vers la sainte Kaaba, au moment même où il lui coupa le cou. Son exemple est suivi par tous les pèlerins qui, malgré le prix élevé, avaient acheté un mouton. Trois mille victimes tombaient ainsi, d'un seul coup, sur le sol et le couvraient d'une mer de sang. Ce spectacle m'impressionna d'une manière tellement désagréable que je me sauvai à la hâte. Je retournai à la Mecque avec mon guide, chargeant ses fils de la-

ver les deux victimes qu'ils venaient d'immoler pour moi et de les apporter le soir
en ville. — Ces moutons furent consommés
jusqu'aux moindres débris et cela avec la
plus grande avidité, par les gens qui m'en-
touraient. »

Ainsi, quant à cette cérémonie des sacrifices, si incriminable suivant certains
hygiénistes de cabinet, cérémonie que le
capitaine Burton raconte de la même manière, la dixième partie à peine des pèlerins est assez fortunée, assez aisée et surtout assez peu avare pour y prendre part;
tandis que la grande foule des hadji affa-
més et épuisés convoitent les déchets et
les débris des heureux sacrificateurs. En
quelques heures, il ne reste plus de ces
victimes que les ossements rongés et
abandonnés au grand air. Cependant, il
reste aussi un sol couvert de sang et de
détritus. De là naissent deux circonstances
bien différentes : quand le Kourban Baïram
tombe dans une saison chaude et sèche, ces
matières animales et toutes celles qui en-

tourent ces grandes agglomérations d'hommes perdent leurs effets nuisibles, parce
qu'elles sont desséchées et brûlées par l'ardeur du soleil, presque aussitôt qu'elles se
produisent, tandis que par un temps
chaud et humide elles entrent facilement
dans une fermentation putride et finissent
promptement par une décomposition or-
ganique. C'est alors que peuvent naître les
germes les plus actifs d'une foule de maladies, qui deviennent épidémiques et con-
tagieuses, au milieu d'une masse d'hommes
misérables, dénués de tout, épuisés par le
jeûne, par les fatigues incessantes et par
les débauches.

Dès que ces dernières cérémonies religieuses sont terminées, le hadji a le droit
de se faire raser la tête, de se laver dans
un bain et de quitter l'Ihrâm, ce costume
si hideux qui ne couvre pas le corps et
qui le protége encore moins. Pour se faire
une idée de cet état du pèlerin, il suffit
de se rappeler la joie qu'éprouva M. de Maltzan quand il a pu déposer son Ihrâm :

« A présent, dit-il, je puis cesser d'errer comme une bête fauve, nue, dégoûtante de saleté et de vermine; je puis être de nouveau un homme et reprendre une figure humaine! » C'est aussi à ce moment, en sortant du bain, que notre faux pèlerin a failli être découvert. En se sauvant, précipitamment et nuitamment de la Mecque, en s'embarquant, dès le lendemain, à Djedda, il a providentiellement échappé à la mort!

VI.

Les pratiques religieuses des pèlerins musulmans que j'ai essayé de résumer, dans les paragraphes précédents, donnent bien une mesure du fanatisme des serviteurs du prophète. Ce n'est pas cependant que les préceptes du Coran soient toujours fidèlement observés; j'ai signalé même bien des écarts déjà jusqu'ici, et il me serait facile d'en grossir le nombre; mais il m'importe davantage, en ce moment, de rappeler brièvement les changements qui se sont opérés dans le mode de transport des pèlerins musulmans, depuis ces dernières années.

Il y a, en effet, peu d'années encore que les hadji se rendaient à la Mecque, par petites troupes ou par des caravanes plus ou moins fortes et nombreuses, en suivant la voie de terre. Ceux de l'Afrique septentrionale et même centrale longeaient le grand désert en se rapprochant de plus en plus des rives du Nil ; ils suivaient les bords de ce fleuve et ils le passaient, à la hauteur de Kénet, le point le plus rapproché de la mer Rouge ; ils s'embarquaient à Kosséir sur de mauvais bateaux plats qui les portaient, moyennant quelques piastres, à la rive opposée, en deux ou plusieurs jours, suivant les vents et suivant surtout l'habileté du maître de la barque ; celui-ci n'était pas toujours assez heureux de découvrir la côte arabique du premier coup. Mais le temps, pour les musulmans, est peu de chose, et, pour les hadji, il est moins encore. Ce que le fidèle estime le plus, c'est de débourser peu ou rien du tout. Qu'on le débarque dans un port ou dans un autre, cela lui est presque indifférent, il est toujours sûr d'arriver à Djedda et à la Mecque.

Mais les pèlerins redoutaient même cette petite traversée, et la plupart aimaient mieux se joindre aux caravanes du Caire, et gagner, complétement par la voie de terre, comme la caravane de Damas, les lieux saints, Médine et la Mecque.

Il y avait cependant un très-petit nombre qui, arrivés à Suez, frétaient, à bas prix, des barques grossières, sur lesquelles ils s'entassaient tant qu'ils pouvaient, puis ils se confiaient aux vents du nord qui prédominent sur la mer Rouge. Ces barques longeaient péniblement la côte orientale de cette mer, et arrivaient lentement, après dix, quinze jours ou plus, comme elles le pouvaient, à Yambo, d'où l'on était heureux de gagner, par terre, Médine et la

Mecque. Cette navigation de fantaisie était encore possible pour l'aller, mais elle était complétement impraticable pour le retour, par suite des vents constamment contraires. Ils étaient donc forcés de retourner chez eux par la voie de terre.

Quant aux pèlerins qui venaient des rives du Tigre et de l'Euphrate, de la Perse, de l'Afghanistan et des Indes, ils convergeaient vers Bagdad, se rassemblaient à Bassora, et pénétraient, par une ou plusieurs caravanes, à travers les déserts de l'Arabie, jusqu'à la Mecque. A leur retour, ils suivaient le même chemin, et toujours par la voie de terre.

Ainsi la dispersion des pèlerins, après les cérémonies religieuses de la Mecque, devait se faire par les voies de terre dans toutes les directions; les vastes déserts qui séparent la ville sainte des populations du nord, du levant et du couchant purifiaient les caravanes de tout élément morbide; les pèlerins épuisés et les malades restaient en arrière, et beaucoup mouraient. De cette manière on comprend comment les troupes d'hadji et les grandes caravanes pouvaient être décimées dans les lieux saints et en route par la dyssenterie, le typhus, le choléra ou la peste (ce qui arrive évidemment chaque année), tout en n'important ces fléaux qu'à de rares intervalles au milieu des populations ainsi séparées de la Mecque, par le plus puissant et le plus efficace de tous les cordons sanitaires, le désert. Ceci est tellement vrai que nous voyons, dès que cette barrière est supprimée, se produire des conditions sanitaires nouvelles dont l'Europe est aujourd'hui victime. — Ce sont les bateaux à vapeur et les chemins de fer qui ont renversé cette barrière ! Le progrès ! me dit-on ; voulez-vous vous opposer au progrès ?

Non ! certes non !

Mais fanatisme et progrès ne semblent pas marcher de front. — Cela pourrait cependant être le cas ici. Ainsi, depuis ces dernières années, l'esprit de philanthropie, d'autres disent l'esprit de spéculation, s'est apitoyé

sur le sort des pèlerins de la Mecque ; des
bateaux à vapeur les cherchent au Maroc,
sur les côtes de l'Algérie, dans les ports
de la Turquie d'Europe et de l'Asie Mi-
neure et les portent à Alexandrie d'Egypte,
d'où le chemin de fer les amène, en quelques heures, à Suez, et là, des vapeurs
appartenant à des compagnies égyptiennes
et anglaises les transportent à Djedda, en
moins de trois jours. Les pèlerins musulmans des Indes, de l'Afghanistan, de la
Perse, et même ceux de la presqu'île Arabique ne prennent pas non plus la voie de
terre ; des vapeurs d'une compagnie an-
glaise de Bombay, destinés spécialement
au service des hadji, recueillent ceux-ci
dans les ports de la presqu'île du Gange,
dans ceux du golfe Persique, à Bassora, à
Mascate, à Aden, à Souakin, etc., et les
conduisent également à Djedda. Comment, dans quel état d'hygiène et de santé
ces pèlerins de l'extrême Orient arrivent à
Djedda ? Personne ne le sait. Nous con-
naissons évidemment encore moins ceux-

ci que ceux qui s'embarquent à Suez. Cependant on prétend fort sérieusement que, pour ne parler que du pèlerinage de cette année, ce sont les hadji des Indes qui ont apporté le choléra à la Mecque d'abord, quoiqu'ils aient passé auparavant dans les ports que je viens d'indiquer, sans y laisser de cholériques ou sans y faire naître le choléra. Ce n'est pas que je veuille soutenir que cette maladie ne soit pas assez commune dans les Indes, et qu'elle n'y règne pas pendant certaines saisons de l'année ; mais jusqu'à ce jour personne, que je sache du moins, ne l'a observée dans sa migration en Arabie ; personne ne l'a vue importée dans les Lieux saints ; personne, moi pas plus que d'autres, quoique placé, pendant cinq ans, dans un poste avancé de l'Egypte en qualité de médecin sanitaire, personne n'a encore constaté un seul cas de choléra sur les vapeurs anglais et français, qui amènent cependant, tous les mois, à Suez, plusieurs centaines de voyageurs recueillis dans les divers ports des Indes orientales ! Je sais bien que ces bâtiments sont plus propres et moins encombrés que ceux qui transportent des hadji ; mais sont-ils dans de meilleures conditions sanitaires que ceux qui relient la France, l'Italie, l'Autriche et la Turquie avec les différents ports de la Méditerranée ? Et cependant ceux-ci ont servi de véhicule à l'épidémie qui sévit encore en Europe. Donc, si l'on veut absolument que le choléra ait été transporté à la Mecque par les hadji des Indes orientales, je ne vois pas comment avant, pendant et après l'époque du pèlerinage, les vapeurs de commerce anglais et français, qui ont pris leurs passagers dans les mêmes ports indiens, n'ont pas souffert de cette maladie et ne l'ont pas importée dans ce delta égyptien si apte à recevoir les germes épidémiques. Ne serait-ce pas, tout simplement, parce que ces bâtiments n'ont pas été mis en communication avec les pèlerins provenant de la Mecque et de Djedda ? — S'il en est ainsi, le choléra a donc dû se propager de la Mecque seulement. Pourquoi et comment? — Les plus sages disent qu'ils n'en savent rien.

Renonçant donc, quant à présent, à toutes les théories et vaines discussions sur les miasmes *choléragènes*, leur nature et leur mode de propagation, je me borne à constater, d'accord en cela avec tout le monde, que la dernière explosion du fléau s'est faite à la Mecque (au delà nous ne savons rien de positif), d'où l'épidémie s'est dispersée dans toutes les directions suivies par les pèlerins eux-mêmes; que, grâce aux bateaux à vapeur qui ont amené de Djedda à Suez, en trois jours, des hadji qui auraient mis trente ou quarante jours pour parcourir la même distance, par la voie de terre, cette dispersion rapide a semé l'épidémie en Egypte, puis dans tous les pays qui sont en rapport avec elle. Je persiste donc à croire que si le pèlerinage de la Mecque n'a pas eu jusqu'ici, toujours et forcément, des conséquences analogues, cela tient précisément à la lenteur avec laquelle les hadji faisaient autrefois leur retour des Lieux saints. Quant au rôle du limon du Gange et du Sind, il ne saurait être autre que celui du Delta et du Nil, qu'on n'a pas encore accusé d'avoir engendré le miasme du choléra! C'est qu'un élément essentiel à cette génération manque en Egypte, l'encombrement!

Je ne doute pas d'ailleurs que ces questions et toutes celles qui s'y rapportent ne soient jugées plus sainement, quand des hommes de science (et non des fantaisistes) nous pourront livrer des faits précis, positifs et authentiques sur ce qui se passe dans les Lieux saints, et qu'on pourra comparer leurs données avec celles que fourniront, de leur côté, les médecins anglais des Indes orientales. Jusque-là abstenons-nous des hypothèses et soyons confiants dans les mesures hygiéniques et quarantenaires que les puissances de l'Europe maintiendront, en prévision des dangers qui nous menacent dorénavant de ce côté.

VII.

Quoique le petit nombre de documents que nous ayons sur le pèlerinage de la Mecque, et les renseignements personnels que j'ai pu recueillir, ne m'autorisent pas à poser des conclusions précises et bien rigoureuses à cet égard, il en découle cependant certaines vérités incontestables, dont les puissances intéressées voudront peut-être profiter, et que je vais rappeler brièvement. C'est ainsi que nous savons que les hadji, qui appartiennent plus particulièrement à la classe indigente et nécessiteuse de tous les pays musulmans, se trouvent toujours dans les conditions les plus misérables, manquant d'une alimentation réparatrice, s'épuisant, en outre, par des jeûnes, par l'abus des boissons alcooliques, par l'usage de narcotiques et de stupéfiants, tels que le hadschisch et l'opium, par les veilles et par des désordres plus graves encore;

nous savons qu'ils souffrent davantage
même par leurs changements d'habitude ;
leur costume, l'Ihrâm, les laisse exposés
au froid et au chaud ; en voyage comme
dans les haltes et les stations sédentaires,
ils sont toujours entassés et encombrés, vi-
vant dans la plus grande malpropreté, au
milieu des animaux domestiques et des
détritus animaux de toute nature. Il est
facile de comprendre, par là, qu'au milieu
de ces masses d'hommes doivent naître,
tous les ans, des maladies fort graves, des
épidémies de typhus, de dyssenterie, de
peste, de choléra ou comme on voudra
les appeler ; que des communications plus
rapides et plus faciles avec ces hadji sont
sérieusement inquiétantes et exigent aussi
une surveillance plus active et plus efficace.

Il ne peut être question cependant de
supprimer les lignes des bateaux à vapeur
et des chemins de fer, pas plus qu'on ne
doive songer à vouloir modifier le pèlerinage des musulmans dans les Lieux saints.
Qui même oserait tenter de changer seu-

lement l'Ihrâm contre un vêtement à la fois plus convenable et plus utile ? Il est cependant un moyen simple, pratique et salutaire, qui pourrait être appliqué, avec une égale facilité, dans tous les pays qui comptent des musulmans : c'est de ne pas favoriser le pèlerinage ; c'est de ne pas accorder des facilités de voyage à tous ces malheureux qu'exalte le fanatisme ; c'est de ne pas les transporter gratis ; c'est de supprimer les passe-ports des hadji, qui ne servent qu'à créer des embarras aux autorités consulaires et aux nations mêmes d'où relèvent les pèlerins.

Mais, tout en respectant la liberté religieuse des musulmans, et sans vouloir isoler les Lieux saints du reste du monde, il importe à l'Europe entière que le chef de l'islamisme, au pouvoir duquel est placé le Hedjaz, exerce une surveillance sérieuse et efficace sur cette contrée ; il importe qu'on constate l'état sanitaire des caravanes et des troupes de pèlerins, à mesure de leur arrivée à Djedda et avant leur im-

mense promiscuité dans la vallée de Menaa ; il importe, quand une épidémie s'est
déclarée parmi les pèlerins de la Mecque,
que le fléau ne puisse plus se répandre
dans les pays vers lesquels se fait leur rapide dispersion, après la visite des Lieux
saints. Mais alors comment confiner et
circonscrire le mal?

Il est certes moins difficile de signaler
une maladie, une épidémie, que de la circonscrire et de l'arrêter dans sa marche;
mais l'alarme une fois donnée par des
médecins instruits et consciencieux, des
médecins musulmans, diplômés cependant
en Europe, et placés au milieu de leurs
coreligionnaires, à la Mecque et à Djedda,
permettrait de prendre des mesures en
temps opportun, et de reléguer le mal dans
les déserts où jadis il était concentré et
épuré, comme dans un cordon sanitaire.
Toutefois, le rôle de ces hommes de l'art
sera pénible et bien difficile, car les hadji
se défient d'eux ; et même quand ceux-ci
sont malades, ils évitent de recourir à leur

art; ils se bornent alors à s'administrer une infusion ou une décoction de versets du Koran, et ce breuvage. il faut bien en convenir, produit souvent sur leur imagination l'effet le plus salutaire !

Il faudrait être bien peu au courant des choses de l'Orient, de la puissance et de l'activité de l'administration turque, pour ne pas reconnaître tout aussitôt la gravité et les difficultés des mesures sanitaires que je viens d'indiquer, seulement d'une manière sommaire. Faisons des vœux pour que la conférence internationale provoquée par la France, et qui a reçu des autres puissances un si favorable accueil, triomphe du mal séculaire et de jour en jour plus menaçant que je viens de décrire. Elle aura rendu à l'humanité un immense service et ajouté une page glorieuse aux annales de la diplomatie.

Paris.—Typographie F. PANCKOUCKE et Ce, quai Voltaire, 19